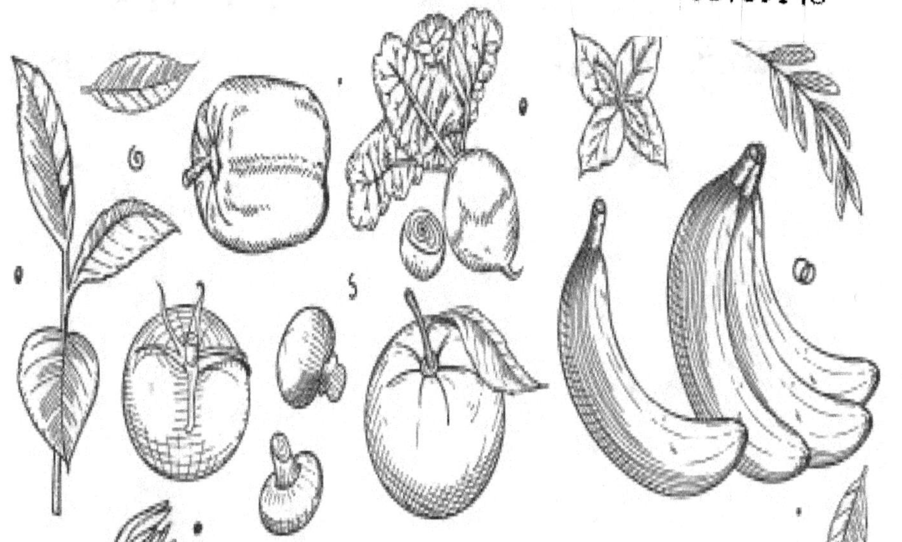

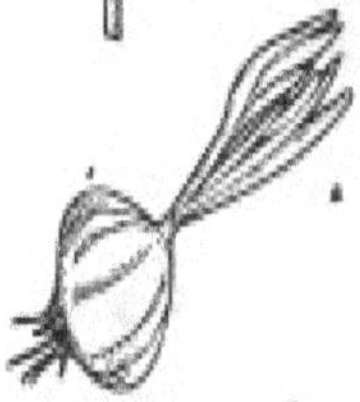

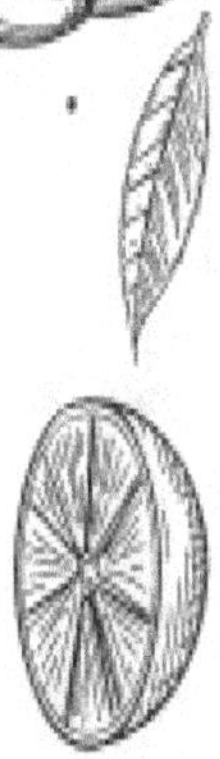

This recipe book belongs to:

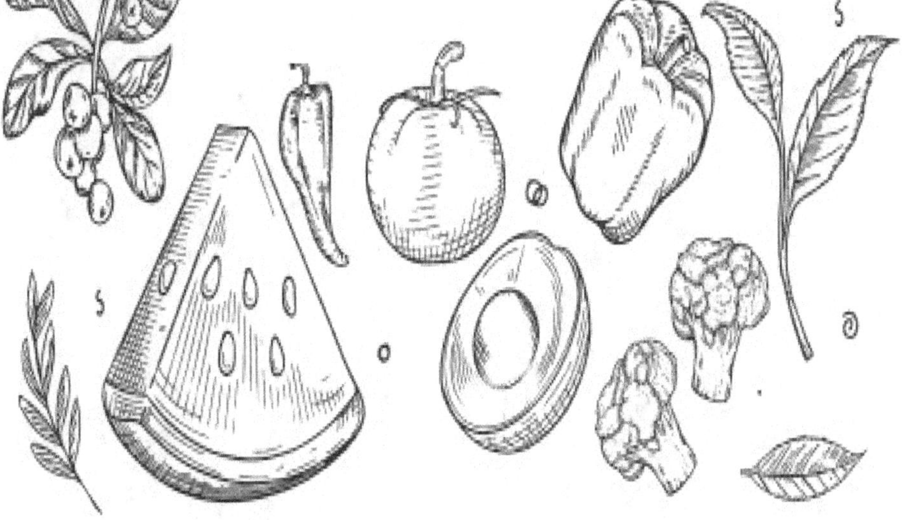

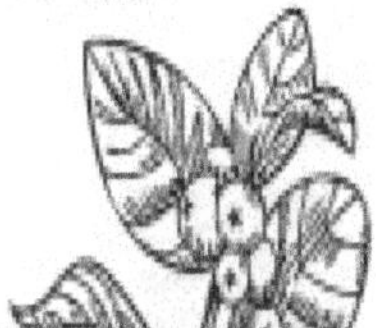

Table of contents

Table of contents

Cooking time : ………………………..

Serving : …………………………….

Oven temperature : …………………….

Ingredients :

Directions:

Notes:

Cooking time : …………………………..

Serving : ……………………………….

Oven temperature : ……………………….

Ingredients :

Notes:

Directions:

Cooking time : …………………………..

Serving : …………………………….

Oven temperature : ……………………..

Ingredients :

Notes:

Directions:

Notes:

Cooking time : ………………………………..

Serving : ………………………………………..

Oven temperature : ………………………..

Ingredients :

Notes:

Directions:

Notes:

Cooking time : …………………………..

Serving : …………………………….

Oven temperature : ……………………..

Ingredients :

Notes:

Directions:

Notes:

Cooking time : …………………………..

Serving : ……………………………….

Oven temperature : …………………….

Ingredients :

Notes:

Directions:

Notes:

Cooking time : ……………………………..

Serving : ………………………………..

Oven temperature : ……………………….

Ingredients :

Notes:

Directions:

Notes:

Cooking time : …………………………..

Serving : …………………………………

Oven temperature : …………………………

Ingredients :

____

____

____

____

____

____

____

____

Notes:

____

____

____

Directions:

Notes:

Cooking time : ……………………………..

Serving : ……………………………………..

Oven temperature : ………………………..

Ingredients :

Notes:

Directions:

Notes:

Cooking time : …………………………..

Serving : …………………………………

Oven temperature : ………………………

Ingredients :

Notes:

Directions:

Notes:

Cooking time : …………………………..

Serving : …………………………….

Oven temperature : …………………….

Ingredients :

Notes:

Directions:

Notes:

Cooking time : …………………………..

Serving : …………………………………..

Oven temperature : …………………………..

Ingredients :

____

____

____

____

____

____

____

Notes:

____

____

____

Directions:

Cooking time : …………………………..

Serving : …………………………….

Oven temperature : ……………………….

Ingredients :

Notes:

Directions:

Notes:

Cooking time : …………………………..

Serving : …………………………….

Oven temperature : ……………………..

Ingredients :

Notes:

Directions:

Cooking time : …………………………..

Serving : …………………………….

Oven temperature : ……………………..

Ingredients :

Notes:

Directions:

Cooking time : ……………………………..

Serving : …………………………………

Oven temperature : ……………………….

Ingredients :

____

____

____

____

____

____

____

____

Notes:

____

____

____

Directions:

Notes:

Cooking time : …………………………..

Serving : …………………………………

Oven temperature : …………………….

Ingredients :

____

____

____

____

____

____

____

Notes:

____

____

____

Directions:

![clock icon] **Cooking time :** …………………………..

![serving dome icon] **Serving :** ……………………………..

![thermometer icon] **Oven temperature :** …………………….

Ingredients :

Notes:

Directions:

Notes:

Cooking time : …………………………..

Serving : ………………………………..

Oven temperature : ……………………..

Ingredients :

____

____

____

____

____

____

____

Notes:

____

____

____

Directions:

Notes:

Cooking time : …………………………..

Serving : …………………………………..

Oven temperature : ……………………….

Ingredients :

Notes:

Directions:

Notes:

Cooking time : ……………………………..

Serving : ………………………………..

Oven temperature : ……………………..

Ingredients :

Notes:

Directions:

🕐 **Cooking time :** …………………………..

🍽 **Serving :** …………………………….

🌡 **Oven temperature :** …………………….

Ingredients :

____

____

____

____

____

____

____

____

Notes:

____

____

____

Directions:

Notes:

🕐 **Cooking time :** …………………………..

🍽 **Serving :** …………………………….

🌡 **Oven temperature :** …………………….

Ingredients :

Notes:

Directions:

Notes:

Cooking time : …………………………..

Serving : …………………………..

Oven temperature : ……………………..

Ingredients :

Notes:

Directions:

Notes:

![clock] **Cooking time :** …………………………….

![serving dome] **Serving :** …………………………………….

![thermometer] **Oven temperature :** ……………………….

Ingredients :

Notes:

Directions:

Cooking time : ………………………………..

Serving : ………………………………….

Oven temperature : ……………………….

Ingredients :

____

____

____

____

____

____

____

____

Notes:

____

____

____

Directions:

Notes:

Cooking time : …………………………..

Serving : …………………………….

Oven temperature : ……………………..

Ingredients :

Notes:

Directions:

Notes:

Cooking time : …………………………..

Serving : …………………………….

Oven temperature : ……………………….

Ingredients :

Notes:

Directions:

Cooking time : …………………………..

Serving : …………………………..

Oven temperature : ………………………

Ingredients :

Notes:

Directions:

Notes:

Cooking time : ………………………………..

Serving : ………………………………………..

Oven temperature : ………………………..

Ingredients :

Notes:

Directions:

Notes:

Cooking time : ……………………………..

Serving : ………………………………….

Oven temperature : ……………………….

Ingredients :

Notes:

Directions:

Notes:

Cooking time : …………………………..

Serving : …………………………….

Oven temperature : ……………………..

Ingredients :

Notes:

Directions:

Notes:

Cooking time : …………………………..

Serving : ………………………………..

Oven temperature : …………………….

Ingredients :

Notes:

Directions:

Notes:

Cooking time : …………………………..

Serving : …………………………………

Oven temperature : ……………………….

Ingredients :

Notes:

Directions:

Notes:

Cooking time : …………………………..

Serving : …………………………….

Oven temperature : ……………………

Ingredients :

Notes:

Directions:

Notes:

![icon] **Cooking time :** …………………………..

![icon] **Serving :** …………………………………

![icon] **Oven temperature :** ………………………..

Ingredients :

____

____

____

____

____

____

____

Notes:

Directions:

Cooking time : …………………………..

Serving : ………………………………..

Oven temperature : …………………….

Ingredients :

Notes:

Directions:

Notes:

Cooking time : …………………………..

Serving : …………………………….

Oven temperature : ……………………….

Ingredients :

Notes:

Directions:

Notes:

![clock icon] **Cooking time : …………………………..**

![dome icon] **Serving : ……………………………….**

![thermometer icon] **Oven temperature : …………………….**

Ingredients :

Notes:

Directions:

Notes:

Cooking time : …………………………..

Serving : ……………………………….

Oven temperature : …………………….

Ingredients :

Notes:

Directions:

Notes:

Cooking time : …………………………..

Serving : ……………………………….

Oven temperature : ……………………..

Ingredients :

Notes:

Directions:

Notes:

Cooking time : …………………………..

Serving : ……………………………….

Oven temperature : …………………….

Ingredients :

Notes:

Directions:

Notes:

Cooking time : …………………………..

Serving : …………………………………

Oven temperature : ……………………….

Ingredients :

Notes:

Directions:

Notes:

Cooking time : …………………………..

Serving : …………………………………

Oven temperature : ……………………….

Ingredients :

Notes:

Directions:

Notes:

![clock icon] Cooking time : ………………………………..

![serving dome icon] Serving : ………………………………….

![thermometer icon] Oven temperature : …………………………..

Ingredients :

____

____

____

____

____

____

____

Notes:

____

____

____

Directions:

Notes:

Cooking time : …………………………..

Serving : …………………………………

Oven temperature : ……………………..

Ingredients :

Notes:

Directions:

Cooking time : …………………………..

Serving : ………………………………..

Oven temperature : ………………………

Ingredients :

Notes:

Directions:

Notes:

Cooking time : …………………………..

Serving : …………………………..

Oven temperature : …………………….

Ingredients :

Notes:

Directions:

Notes:

Cooking time : …………………………..

Serving : …………………………………

Oven temperature : ……………………..

Ingredients :

Notes:

Directions:

Notes:

Cooking time : …………………………..

Serving : …………………………….

Oven temperature : ……………………..

Ingredients :

Notes:

Directions:

![clock] **Cooking time :** …………………………..

![dome] **Serving :** …………………………….

![thermometer] **Oven temperature :** ……………………..

Ingredients :

Notes:

Directions:

Notes:

Cooking time : …………………………...

Serving : …………………………………

Oven temperature : ……………………….

Ingredients :

Notes:

Directions:

Notes:

Cooking time : …………………………..

Serving : …………………………………

Oven temperature : ……………………..

Ingredients :

Notes:

Directions:

Notes:

Cooking time : …………………………..

Serving : …………………………………

Oven temperature : ……………………..

Ingredients :

Notes:

Directions:

Notes:

![clock icon] **Cooking time :** …………………………..

![dome icon] **Serving :** …………………………………

![thermometer icon] **Oven temperature :** ……………………….

Ingredients :

____

____

____

____

____

____

____

____

Notes:

____

____

____

Directions:

Notes:

Cooking time : ……………………………..

Serving : …………………………………..

Oven temperature : ……………………….

Ingredients :

Notes:

Directions:

Notes:

🕐 **Cooking time :** ………………………………..

🍽 **Serving :** ………………………………….

🌡 **Oven temperature :** …………………………..

Ingredients :

____

____

____

____

____

____

____

Notes:

____

____

Directions:

Notes:

Cooking time : …………………………..

Serving : ………………………………..

Oven temperature : ……………………..

Ingredients :

Notes:

Directions:

Notes:

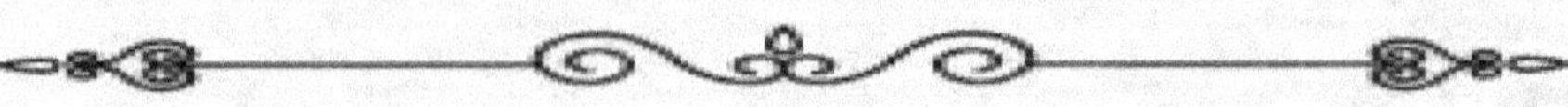

Cooking Conversions

Cup	OZ	Tbsp	Tsp	ml
1	8	16	48	250
3/4	6	12	36	175
2/3	5 1/2	10.6	32	150
1/2	4	8	24	125
1/3	2 2/3	5.3	16	75
1/4	2	4	12	50
1/8	1	2	6	30
1/16	1/2	1	3	15

2 Cups = 1 Pints
4 Cups = 4 Quarts
4 Quarts= 1 Gallon

oz	g	lb
2	52	-
4	114	-
6	170	-
8	226	1/2
12	340	-
16	454	4

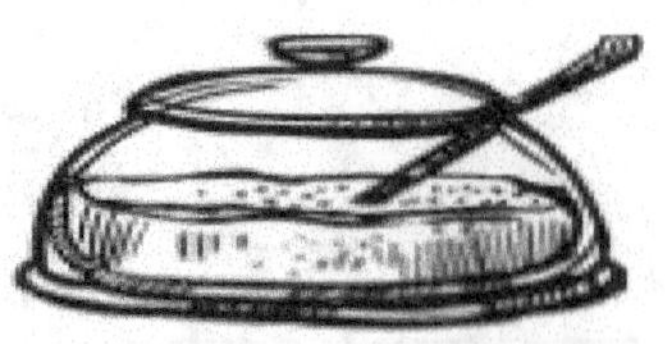

Notes :

Notes :

Notes :

Notes :

Notes: